うっかりやりがちな新型コロナ感染対策の間違い15

浜松医療センター 院長補佐
兼 感染症内科部長 兼 衛生管理室長
矢野邦夫 著

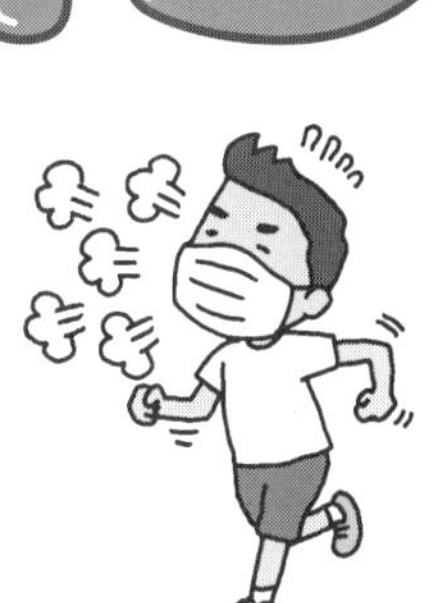

ヴァン メディカル

はじめに

新型コロナウイルス感染症の流行にともなって、人々の感染予防についての意識が高まってきました。これまで感染対策は病院の中で実施され、一般の人々はあまり興味を持っていませんでした。しかし、一〇〇年ぶりの重大な感染症によって、病院だけでなく、すべての人々が感染対策を徹底しなくてはならなくなりました。

感染対策は有効なものでなくてはなりません。形式的な感染対策は効果がないばかりでなく、経済やマンパワーを消耗し、有効な感染対策の実施を困難なものにします。例えば、海外での報道を見ていると、道路や商店街に消毒薬を噴霧している状況が映し出されることがあります。新型コロナウイルスが道路から感染することはありません。商店街のガレージなどから感染することもないのです。このような対策はウイルスの封じ込めに全く効果がないばかりでなく、多大な経済とマンパワーを消耗します。そのような経済とマンパワーを有効な感染対策に振り分けることが大切なのです。このようなことは日常的な感染対策でも行われています。すなわち、一見正しいように思われているが、そうではない感染対策が頻回に行われているのです。

本書では「うっかりやりがちであるが、考え直す必要がある感染対策」について取り上げてみました。読者の皆様がコロナとともに生活していく上での参考になれば幸いです。

最後に、このような企画を提示していただいた（株）ヴァン メディカルの伊藤一樹氏に心から感謝の意を表します。

二〇二〇年八月吉日

浜松医療センター　院長補佐 兼 感染症内科部長 兼 衛生管理室長
矢野邦夫

目次

根拠に基づいた感染対策とは

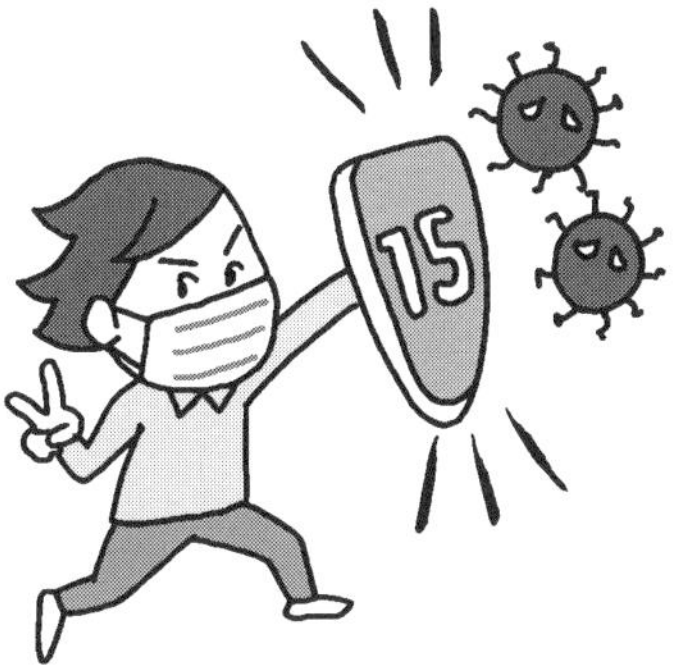

感染対策とは、病原体が人間に伝播することを防ぐための対策です。病原体の伝播経路は「人間↓人間」というように直接伝播することもあるし、「人間↓媒介物（道具やドアノブなど）↓人間」というように間接的に伝播することもあります。抵抗力のない人では「自然界↓人間」ということも稀にみられます。このような伝播経路を遮断することが感染対策の目的です。そのためには、病原体の伝播経路を把握する必要があります。

新型コロナウイルスの主な伝播経路は飛沫です。飛沫は感染者が咳やくしゃみをする時に口や鼻から飛び出すしぶきであり、これを周囲の人が吸い込むことによって感染します。また、感染者の手指には飛沫や鼻水からのウイルスが付着しており、ドアノブなどに触れれば、ウイルスが付着します。その部分を他の人が触れることによって、手指にウイルスが付着し、そのまま眼や鼻や口の粘膜に接触することによっても感染します。さらに、感染者が喘息などを合併し、ネブライザー（鼻や喉の炎症を抑える薬剤を超音波によって細かい霧状にして放出する機器）による治療などをすると、空気中にウイルスを含んだ粒子が浮遊し、それを吸い込んで感染します。

このような伝播経路を遮断するために、「手洗いや手指消毒」「マスクの着用」「ドアノブなどの手指が頻繁に触れるところの清掃」「換気」などが徹底されるようになりました。しかし、「どの程度まで実施すべきなのか？」という疑問も同時に発生しています。確かに、過度な感染対策で安心感は得られるかもしれません。しかし、そのような感染対策は人々を疲弊させます。本当に必要な時には消耗し切ってしまって、十分な感染対策ができません。有効かつ過度にならない感染対策を徹底することが求められます。そのためには、根拠に基づいた感染対策を実施することが大切です。

米国疾病管理予防センター（ＣＤＣ）や世界保健機関（ＷＨＯ）は数多くのガイドラインやガイダンスを公開しています。それらは莫大な情報を取り入れた科学的なものとなっています。これまで、病院の院内感染対策ではそれらを取り入れた対策が実施されてきました。これからは一般の人々も根拠に基づいた感染対策を実施する必要があります。

新型コロナ感染対策の間違い15

①レジのビニールカーテン

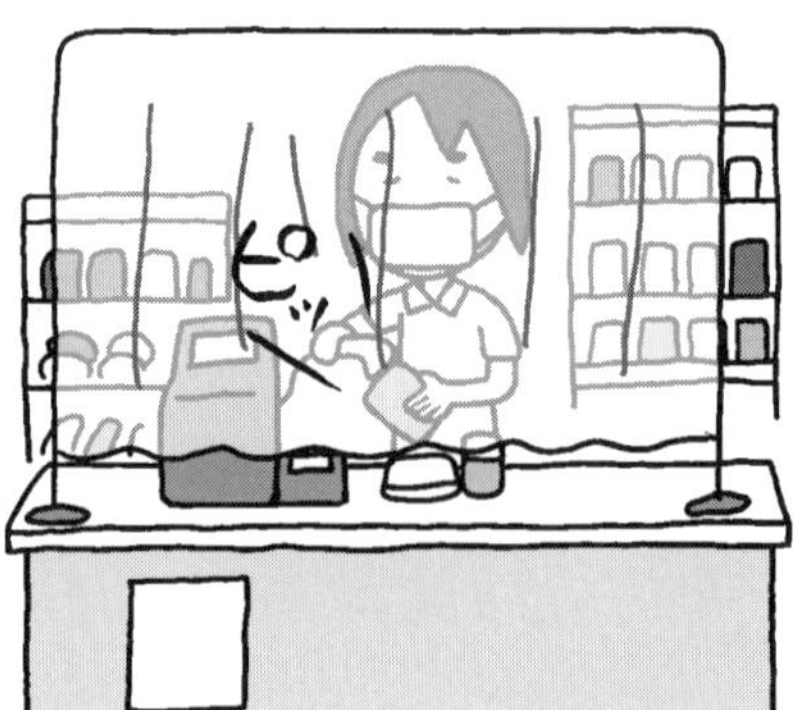

衣料品店やコンビニなどのカウンターで「新型コロナウイルス感染予防のためにレジカウンターにてお客様と従業員の間にビニールカーテンを設置しております。皆様のご理解とご協力のほど、よろしくお願いいたします」などと掲示され、実際にビニールカーテンが置かれています。これは客の口や鼻から飛び出す飛沫から従業員を守るために設置されたものと思われます。しかし、ほとんどのカウンターは「客→従業員」の感染予防策は実施するものの、「客→客」にウイルスが伝播することには無頓着のようです。

ウイルスはプラスティックの上で最大三日間生存できます[1]。客が新型コロナウイルス感染者であった場合、ビニールカーテンの上にその客からのウイルスが付着し、そこで三日間生存することとなります。ウイルスが生存している期間に別の客の手指がビニールカーテンに触れると、その手指にウイルスが付着し、そのまま眼や鼻を擦れば感染してしまいます。すなわち、ビニールカーテンを設置するならば、そこはドアノブなどの「手指の高頻度接触面」のように頻回にふき取りや消毒をする必要があるのです。

しかし、ビニールカーテンを適切にふき取ったり、消毒したりすることはできません。また、多忙な業務の中では、そのようなところを頻回に清掃することもできないことでしょう。すなわち、カウンターにビニールカーテンを安易に設置することは新型コロナウイルス対策としては不適切といえます。

社会的距離[*]を空けることの重要性が強調されており、世界保健機関（ＷＨＯ）やユニセフはその距離を「一ｍ以上」としています[2、3]。厚生労働省も「最低一ｍ（できるだけ二ｍ）」としています[4]。実際、カウンターでの従業員と客の距離は一ｍ以上です。それに加え、客も従業員もマスクをしています。そのため、ビニールカーテンが本当に必要かについて考え直すべきと思われます。少なくとも、設置してから一度も洗浄や消毒をしていないビニールカーテンは適切ではないことは明らかです。

＊「社会的距離」については四四頁の＊を参照。

② 手指温風乾燥機の使用禁止

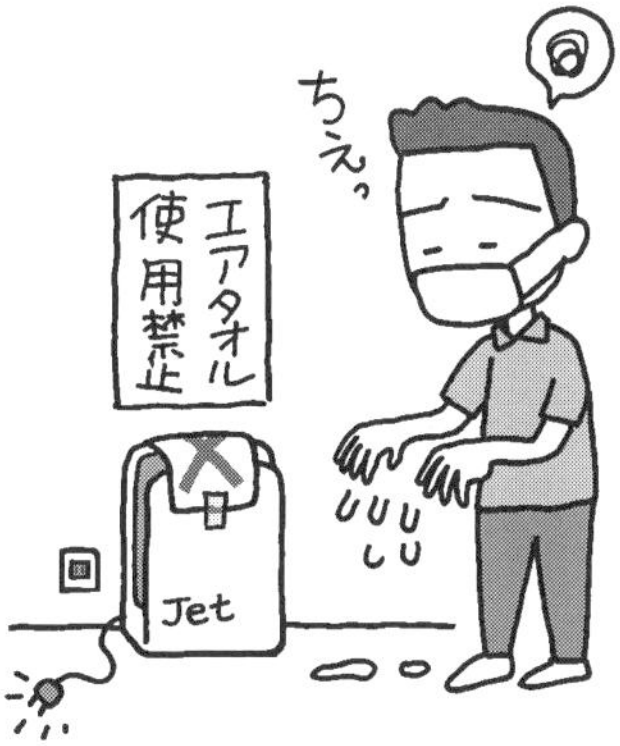

乾いた砂浜の上に、乾いた手のひらを押しつけてみると、パラパラと少数の砂が手のひらに付着します。今度は、濡れた手のひらを砂浜に押しつけたらどうなるのでしょうか？　べったりと、かなり多くの砂が手のひらに付着することでしょう。濡れた手指には様々なものが付着しやすいのです。米国疾病管理予防センター（ＣＤＣ）は「濡れた手指は、より多くの病原体を移動させる」と注意を促しています(1)。手指を乾燥させることは感染対策において大切なことなのです。

最近、ショッピングモールなどで、手指温風乾燥機が感染対策には不適切ということで、使用禁止となっています。エアロゾルが舞うからのようです。そのため、手洗いした後に手を乾燥させることができず、濡れた手指のままトイレから出てくる人を見かけます。ハンカチで手を拭けばよいのではという人もいるようですが、ハンカチは一日に何度も使用されており、汚れています。しかも、バッグやポケットという不潔なところに無造作に入れられています。ハンカチを何日も交換しない人もいます。せっかく洗った手指を汚染したハンカチで再び汚すのです。

それでは、手指温風乾燥機が新型コロナウイルスのクラスター感染を発生させたという事例はあるのでしょうか？　そのような事例は現時点ではありません。むしろ、世界保健機関（ＷＨＯ）は手を乾燥させるためには手指温風乾燥機もしくはペーパータオルを使用して手指を乾燥させることを推奨しているのです。(2)

手指の清潔は新型コロナウイルス対策で極めて重要なことです。濡れた手指（もしくはハンカチで汚染された手指）で、人々がトイレから出てくることは是非とも避けたいと思います。手指温風乾燥機を使用禁止にするだけではいけません。禁止にするならば、ペーパータオルを設置してほしいと思います。ペーパータオルを設置できなければ、手指温風乾燥機を復活するほうが、濡れた手指のままより感染対策では有用と思います。

③ ビニール手袋のつけっぱなし

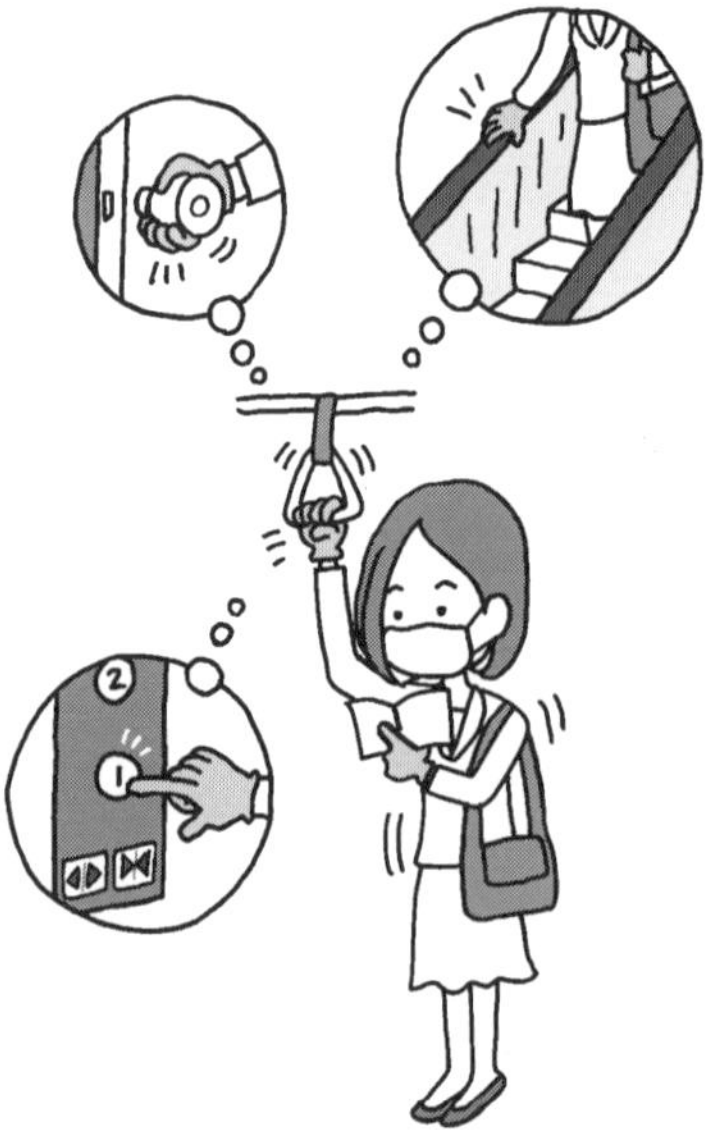

バスや電車に乗っていると、ビニール手袋を着用している人を見かけることがあります。病院に受診する人の中でも手袋をしている人がいます。デパートの地下の食品売り場のカウンターでは手袋を着用して業務をしている従業員がいます。その目的は何でしょうか？

ウイルスがドアノブなどの環境表面に付着していて、そこに触れることによって、ウイルスが手指に付着し、そのまま眼や鼻の粘膜に触れて感染するという伝播経路があります。それを避けるために、日常生活で手袋を着用しているならば、明らかに間違いです。

手袋を着用したまま様々なところに触れれば、手袋の表面に病原体が付着します。このような汚染した手袋で別の環境表面や食品などに触れれば、それらを汚染してしまいます。もちろん、このような手袋をした手で自分の顔などに触れれば、感染することでしょう。手洗いや手指消毒が最も大切な新型コロナウイルスの感染対策ですが、手袋を着用している時には手洗いも手指消毒もできません。手袋を着用したままという行為は感染対策を最も低下させてしまうのです。確かに、食品売り場などで、従業員が素手で商品に触れるよりも、手袋をした手で触れた方が、見かけ上は清潔に見えるかもしれません。手袋に付着しているウイルスは肉眼では見ることができないからです。しかし、一般の人々に「清潔にした素手」と「不潔な手袋」のどちらが安全かの啓発をすることによって、このような事態を乗り越えることができると思います。

病院では新型コロナウイルス感染症の患者を診療する時には手袋を着用します。しかし、診療を終えて病室から退室するときには手袋を取り外して、手指消毒をします。決して、手袋を着用したまま、廊下や病棟を歩くことはありません。病院では手袋を着用しているということで、それを日常生活に持ち込むことは適切ではないのです。手袋は数分〜十数分しか使用しない個人防護具（ガウン、手袋、マスクなど、身体を飛沫や体液から守るための着用物）です。半日とか一日中、着用するものではありません。

④ 窓を開けっぱなしでのエアコン

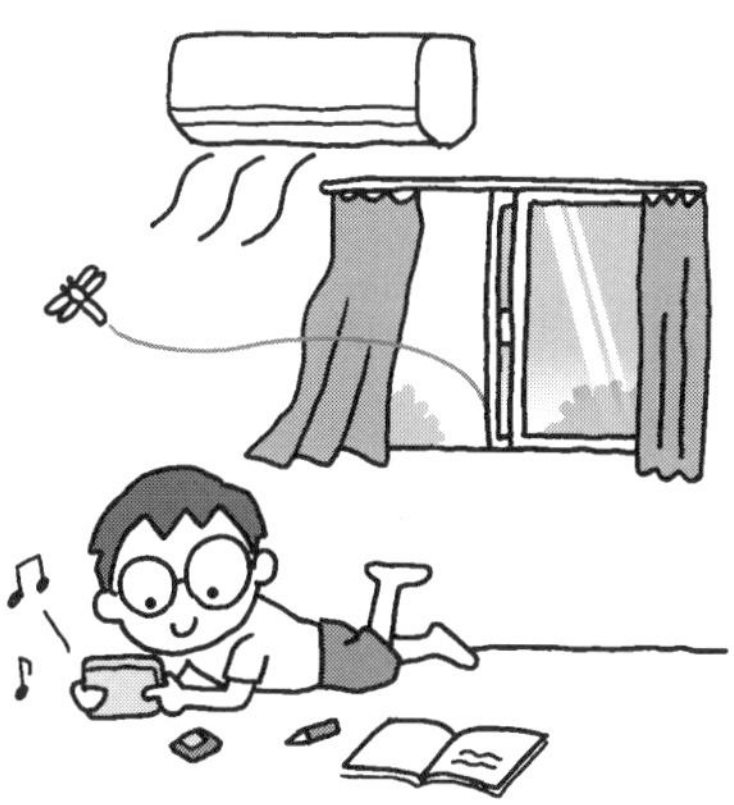

夏の暑い日には室内温度を下げるためにエアコンを使用します。しかし、新型コロナウイルスの感染対策が必要ということで、換気を目的として、窓を開けっぱなしにしているところがあります。これでは室内温度を適切に保つことはできず、マスクの着用を強いられている人々が熱中症になってしまいます。「室内気温を下げたい」「換気をしたい」という相反する対応をどうしたらよいでしょうか？

このような心配の元としては二つの研究結果があると思います。一つ目は、特別な画像を使用して呼気を視覚化した研究です。ここでは会話、咳、くしゃみによって発生したエアロゾルがガス雲として運ばれ、二mを超えて水平方向に流れていくことが示されました(1〜3)。二つ目は、実験的に生成されたエアロゾルで新型コロナウイルスが少なくとも三時間生存可能であったという研究結果です(4)。これらの研究結果がテレビで放映され、一般の人々を恐怖に陥れました。しかし、日常生活で生み出されたエアロゾルによって、実際に新型コロナウイルスを伝播させたという事例はないのです(5)。

新型コロナウイルス対策として、「3密を避ける」というものがあります。「密集場所」では多数の人々が集まるので、その中には感染者がいるかもしれません。「密接場面」では間近で会話や発声をするので、感染者の飛沫が二m以内にいる自分に到達するかもしれません。「密閉空間」では換気が悪いため、空気中に浮遊しているエアロゾルを吸い込んでしまうかもしれません。このように「3密を避ける」と言われると、「密集場所」「密接場面」「密閉空間」が感染対策上、同等の重みを持っていると感じられてしまいます。しかし、そうではありません。

病院での院内感染対策を考えてみましょう。世界保健機関（WHO）が推奨する感染対策では、エアロゾルを産生する処置（挿管、人工呼吸、ネブライザー治療、高流量酸素療法など）を実施する時には空気の汚染を考え、患者を陰圧の部屋に入院させ、そこに入室する医療従事者は高性能マスクを着用します。このような処置をしなければ、空気については特別な配慮は必要ありません。(6) 実際、接触予防策（ガウンと手袋着用）と飛沫予防策（サージカルマスク着用）のみで、新型コロナウイルス感染症の患者を診療した医療従事者が空気予防策（高性能マスクの着用）を実施しなかったにもかかわらず、感染しませんでした[7、8]。エアコンを作動させたレストランで一〇人の感染が発生した時の調査では、エアコンからの強い空気流によって飛沫がテーブルからテーブルに流れることによって感染したと報告されています[5]。この時、レストランにはスタッフや他の客もいたのですが、感染していません。また、エアコンの拭き取り検体はすべてＰＣＲ陰性でした。このようなことはエアロゾル感染ではみられないことです。

多数の人々が室内に数時間も滞在するようなことがあるならば、「密閉空間」を心配して一時間に一～二回程度の換気はしてもよいと思います。しかし、「密閉空間」を過剰に意識して、窓を開けっぱなしにして、エアコンの効果を低下させて熱中症を多発させることは避けるべきと思います。

⑤ 消毒薬の身体への吹き付け、噴霧

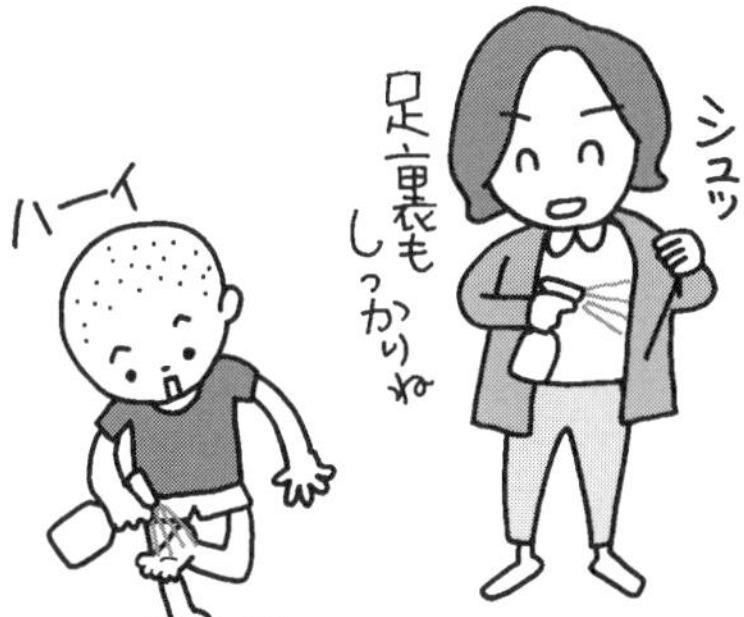

新型コロナウイルスの流行によって、消毒薬が頻繁に使用されるようになりました。もちろん、適切に使用されるのであれば、感染対策としては問題ないのですが、有害な使用法は是非とも止めなければなりません。そのためには、消毒薬の調製法・保存法と使用法について再確認する必要があります[1]。

まず、消毒薬の調製法と保存法です。ドアノブなどの環境の消毒では漂白剤が使用されることが多いのですが、それを希釈する（薄める）時には、室温の水のみを使用すべきです。そして、漂白剤と酢を混合してはいけません。また、漂白剤とアンモニアを混合することも避けなければなりません。漂白剤を酢またはアンモニアと混合し、熱を加えると、塩素ガスとクロラミンガスが発生します。これらを吸入すると肺組織に深刻な損傷を与える可能性があるからです。消毒薬を希釈する時は、手袋やゴーグルを着用して、皮膚や眼を守ることが大切です。また、換気も大切です。さらに、消毒薬は子どもの手が届かないところに保管しなければなりません。子どもが飲み込んだりすると、粘膜の刺激、胃腸への影響、そして重症の場合にはアルコール中毒を引き起こすことがあります。

消毒薬の使用法についてですが、消毒薬をスプレーして身体に吹き付けてはいけません。また、霧状にして吸い込むことも危険です。さらに、消毒薬を飲んだり、それでうがいすることも避けるべきです[1]。時々、外出から帰宅した時、玄関でアルコールスプレーを身体や靴裏に噴霧する人がいますが、それは有害無益です。社会福祉施設において次亜塩素酸ナトリウムを含む消毒薬の噴霧がなされることがありましたが、これによって薬物を吸い込むことも有害です[2]。飲食店の入り口で次亜塩素酸水の霧を吹き付けるドームを歩いて消毒するといった行為が記事に掲載されていたことがありますが、これも危険なことです。

根拠のない感染対策は効果がないばかりか有害なことがあります。新しく感染対策を開始する時には感染対策医や感染管理認定看護師に相談することをお勧めします。

※次亜塩素酸水を利用する場合は、拭き掃除に使用するか、消毒したいモノに二〇秒以上掛け流して使用します。前者では有効塩素濃度八〇ppm以上のもの、後者では三五ppm以上のものを使用します。[3]

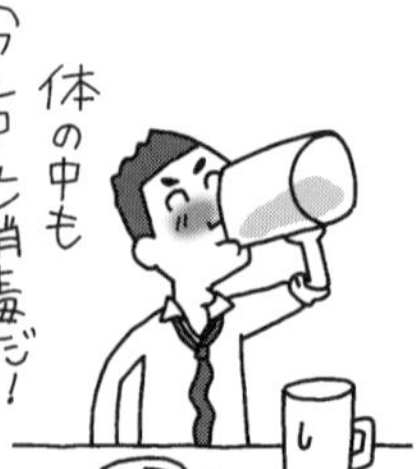

⑥ 自宅の消毒

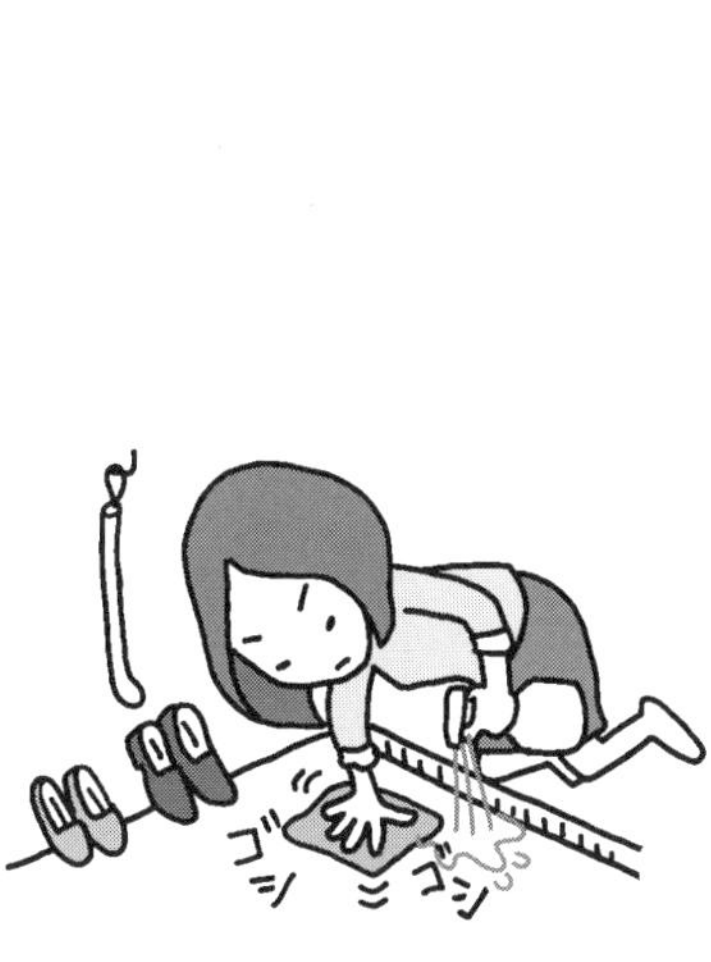

新型コロナウイルスが自分の住んでいる地域で流行してくると、感染しないように手洗いや手指消毒を徹底します。また、自分が感染者であった場合に、周囲の人に感染させないようにマスクを着用します。そして、もう一つ大切なことは、環境の清掃です。

新型コロナウイルスをとても恐れている人はアルコールなどの消毒薬を用いて、自宅のドアノブやテーブルの上、壁や床、玄関など徹底的に消毒していることでしょう。しかし、アルコールを用いれば家中にアルコール臭が漂い、酔っ払ってしまいます。塩素系漂白剤（次亜塩素酸ナトリウムを含む）を用いていれば、家中に塩素の臭いが充満し、息苦しくなってしまいます。本当に床や壁も消毒が必要なのでしょうか？　アルコールや漂白剤を用いずに洗剤を使用して清掃してはいけないのでしょうか？

新型コロナウイルスの感染対策としての環境清掃で大切なことは「手指の高頻度接触面」の重点的な清掃です。これはドアノブや手すりのような人が頻回に触れる環境表面です。このようなところには感染者も触れている可能性があり、そこにはウイルスが付着しているかもしれません。そこに他の人が触れることによって、その手指にウイルスが付着し、そのまま目・鼻・口の粘膜に触れて感染します。そのため、「手指の高頻度接触面」は頻回に清掃することが求められています[1]。

床や天井といった「手指の低頻度接触面」は見かけは汚れているかもしれませんが、感染者の手指が触れることはないので、ウイルスは付着していません。万が一、付着していたとしても、他の人が触れることはないので、感染源にはならないのです。通常の家庭の清掃は「見かけの汚れを取り除き、外見上の清潔を保つ」のが目的ですが、感染予防の清掃は「見かけの汚れがなくても、手指が頻回に触れるところを重点的に清掃し、病原体を除去して感染源を断つ」ことを目的とします。床や壁などの清掃に時間を消耗するのではなく、「手指の高頻度接触面」の清掃に時間を費やすべきなのです。

それでは、「手指の高頻度接触面」の清掃ではアルコールや漂白剤が必要なのでしょうか？　実は、そうではないのです。家庭用洗剤で十分なのです[2]。極端なことを言えば、台所用石けんで清掃しても構いません。このようなことを言うと、アルコールや漂白剤の方が台所用石けんよりも消毒効果が強いので、それを使用したほうが良いのではないかという人もいることでしょう。ここでマンボウやウミガメの話となります。

マンボウという魚が産卵する卵の数は三億個ですが、成魚となれるのは数匹という話があります。この数字が本当かどうかは明らかではないのですが、もし、すべての卵が成魚になることができれば、太平洋も大西洋もマンボウだらけになることでしょう。また、毎年五月下旬～八月中旬になるとウミガメが砂浜で産卵します。そして、孵化したウミガメの赤ちゃんが大人のカメになれるのは一〇〇〇匹に一匹とも五〇〇〇匹に一匹とも言われています。自然界で種を維持するためには、相当数が必要なのです。

新型コロナウイルスも同様です。環境表面に付着しているウイルスが人間に感染するためには、相当多くのウイルスが存在していなくてはなりません。数匹のウイルスが環境表面に残っていても問題ないのです。たとえ、一匹・二匹のウイルスが手指に付着し、そのまま眼・鼻・口の粘膜に触れても、粘膜にある粘液に阻まれて人間の細胞にたどり着けないのです。粘液は洗浄効果を持っているので、数匹のウイルスが付着しても、洗い流すことができるのです。もちろん、大量のウイルスが同時に粘膜に付着すると、そのうちの何匹かは体内に侵入できるかもしれません。それを防ぐことができればよいのです。確かに、石けんはアルコール消毒薬と比較して殺菌効果が劣るかもしれませんが、ウイルスの伝播を防ぐレベルは確保されているので大丈夫なのです。

⑦ 洗濯と食器洗い

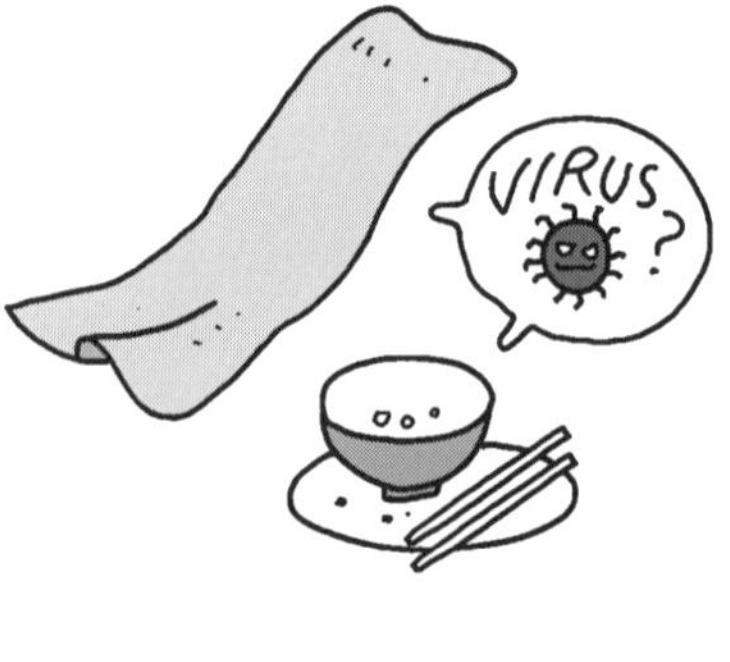

新型コロナウイルス感染症の流行期に、家族が発熱したり、咳をしたりすると、「もしかして、新型コロナウイルスに感染しているのではないか？」などと心配になってしまいます。そのため、家庭内でも別室で生活したり、マスクをすることになります。しかし、寝具類、タオル、衣類などはどうしたらよいのでしょうか？

新聞などで「新型コロナウイルス感染症の患者が使用したリネン類や医療従事者の白衣を洗ってくれる業者が見つからない」といった報道がありました。こういった報道を見てしまうと、とても心配になってきます。そうかといって、発熱や咳をしている家族が使用した衣類やタオルなどをすべて廃棄するわけにはいきません。

ここで病院での院内感染対策の原則をご紹介したいと思います。それは「洗濯後の寝具類、タオル、衣類などは感染源とはならない」というものです[1]。この原則は新型コロナウイルスのみならず、多剤耐性菌、結核菌、病原性大腸菌O157など、すべての病原体に用いることができます。もちろん、洗濯前のものであれば、病原体が付着している可能性があるので、触れないようにしなければなりません。それらが周囲の環境表面に触れないようにすることも大切です。それでは、具体的にはどうしたらよいのでしょうか？

使用した衣類やタオルなどは直接、洗濯機に入れて洗ってしまえばよいのです。他の家族の衣類と一緒に洗濯しても構いません。もしくは、使い捨てのプラスティック袋に家族の衣類と一緒に保存しておいて、時間がある時に洗うのです。もちろん、プラスティック袋は廃棄します。洗濯機で洗うと、大量の水道水が使用されるため、それによって病原体が流れ落ちてしまうからです。もし、昔々のように洗濯桶と洗濯板でゴシゴシと手洗いをしているならば、大量の水が使用されていないので、感染者が使用した衣類などは洗濯できません。

それでは、食器類についてはどうでしょうか？　使い捨ての食器が必要でしょうか？これにも、院内感染対策の原則が応用できます。[1]それは「感染者が用いた食器類（皿、グラス、コップなど）であっても、食器洗浄機を用いるならば、他の食器と一緒に洗ってよい」というものです。病院には様々な病原体に感染している人が多数入院していま す。その中にはメチシリン耐性黄色ブドウ球菌（ＭＲＳＡ）のような耐性菌やノロウイルスなどに感染した人も含まれます。そのような人が使用した食器は食器洗浄機で洗って再利用されているのです。もし、自宅で食器を手洗いするならば、水が飛び跳ねないように、洗浄剤を用いて静かに洗う必要があります。

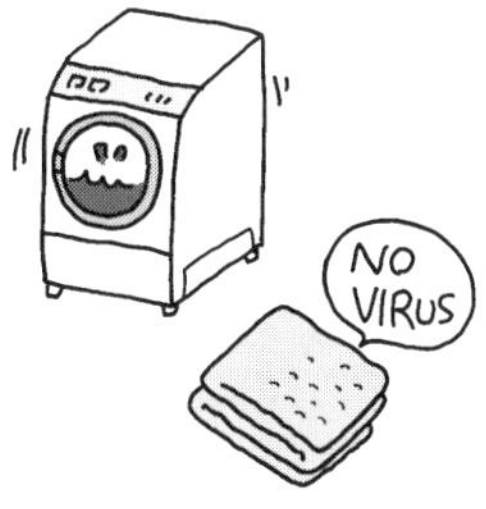

⑧ 食品、宅配便の消毒

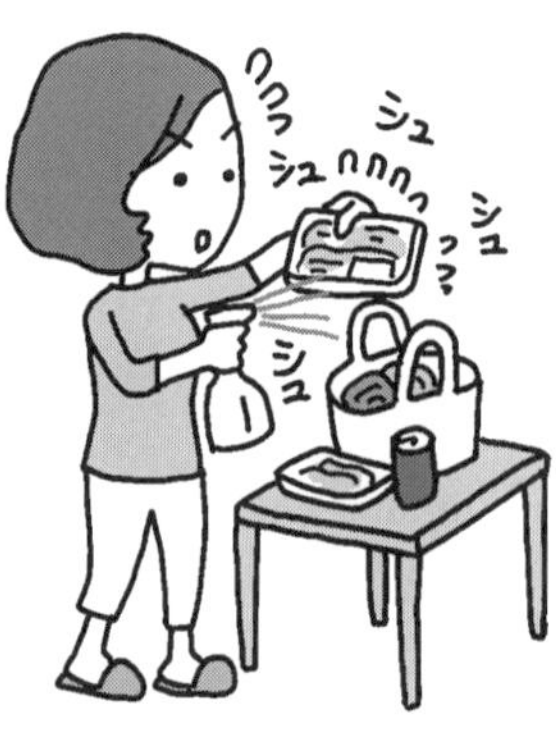

スーパーマーケットの食品売り場では様々な食品パッケージや野菜・果物などが販売されています。それらを購入して自宅に持ち帰った時、「食品パッケージや野菜・果物の表面に新型コロナウイルスが付着しているのではないか？」と心配になり、その表面を消毒する人がいます。食べ物に関することなので心配する気持ちはわかりますが、過剰な対応は避けたいと思います。

現在までに、食品または食品包装から新型コロナウイルスに感染したという事例はありません。このウイルスは食品中や食品包装の表面で増殖することはできません。食品パッケージや野菜・果物の表面でウイルスが増殖していることもありません(1)。このウイルスが増殖して生き残るためには、生きている動物や人間に感染する必要があるからです。しかし、それらに感染者の手指が触れていれば、その表面にウイルスが付着している可能性はあります。それでは具体的にどうしたらよいのでしょうか？

まず、食品パッケージですが、食品包装材料を消毒する必要はありません。ただし、感染者の手指が触れた可能性を考え、食品パッケージを扱った後には手洗いをします。野菜・果物については水道水で洗うだけで十分です(1)。それらを洗剤や消毒薬で処理する必要はありません。

このようなことは宅配便についても言うことができます。最近、デパートなどの人ごみを避けるために、品物をインターネットで購入する人が増えています。当然のことながら、購入した品物は宅配便などで自宅に届きます。この時、宅配便の中の品物にウイルスが付着しているのではないかと心配する人がいます。特に、米国などの外国から輸入されたものであれば、なおさら心配です。しかし、そのような心配はありません。新型コロナウイルスはボール紙の上では二四時間以内、プラスティックの上では最大三日間ほどしか生息しません(2)。外国から送られた品物であれば、輸送の途中にウイルスが生存できる時間を越えてしまうので、死滅していることでしょう。ただし、宅配便を配達する担当者が感染者であった場合、その手指が宅配便の表面に触れていることから、ウイルスが付着しているかもしれません。包装紙や包装段ボールを消毒する必要はありませんが、それらを取り外したら、手洗いをします。

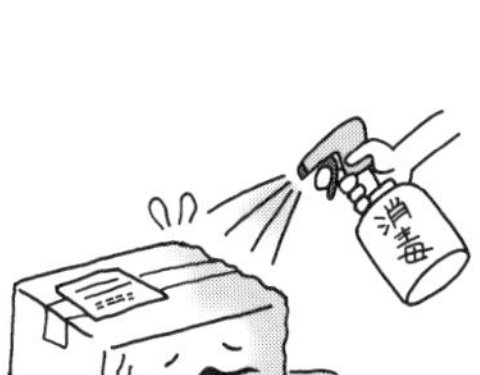

⑨ ランニング時のマスク

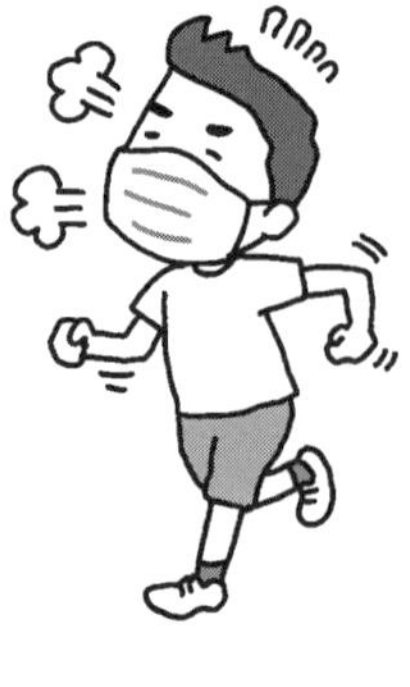

「フォーク」と「箸」の形状は似ても似つかないのですが、目的は同じです。それは「食べ物を食器から口に運ぶ」ということです。そのどちらを使用するかは状況によります。フランス料理を食べる時はナイフとフォークを使用することでしょう。箸でフランス料理を食べることはないと思います。一方、ラーメンを食べる時は箸を使用します。フォークで食べるとラーメンの味がしなくなってしまいます。それでは、バイキングや和洋折衷料理を食べる時はどうでしょうか？　おそらく、フォークも箸もゴチャゴチャになって使用されることでしょう。この人はフォーク、あの人は箸というように…

「社会的距離[*]（ソーシャル・ディスタンシング）」と「マスク」も似ても似つかないのですが、目的は同じです。それは「飛沫が人から人に届かないようにする」ためです。社会的距離を空けていれば、飛沫は途中で落下することでしょう。マスクを着用していれば、飛沫が飛び出さないことでしょう。

広い公園を散歩している時は社会的距離が確保されているので、飛沫が人から人に到達することはありません。そのため、マスクを着用する必要はありません。一方、満員電車やバスに乗車する時には社会的距離を確保することは不可能なので、マスクを必ず着用することになります。(1、2) 社会的距離が確保できるかどうかが微妙なところでは、社会的距離を取りつつ、マスクを着用することになります。もちろん、マスクは着用者を感染から守るのではなく、着用者から周囲の人にウイルスが伝播することを防ぐことが目的であることは言うまでもありません。

このようにマスクの着用の目的が見えてくると、「どのような時に、マスクを着用すべきなのか？」も判断しやすくなります。「風呂に入っている時」「寝ている時」「一人で読書している時」「一人でテレビを見ている時」などはマスクは不要です。それでは、「ランニングをしている時」「誰もいない早朝に街中を歩いている時」にはマスクは必要でしょうか？　やはり必要ないのです。ランニングや散歩をしている時に、マスクを着用していないと他の人とすれ違った時に感染しないか心配だと言う人がいます。心配ご無用です。新型コロナウイルスに感染するためには、比較的長い時間（一五分以上）の接触が必要だからです(3、4)。散歩やランニングでのすれ違いは一瞬です。このような短時間で感染することはないのです。

したがって、次の原則でマスクを着用するかどうかを判断すればよいと思います。

1社会的距離を確保できなければ、マスクを着用する。
2社会的距離を確保できれば、マスクは必須ではない。
3マスクを着用していなければ、社会的距離を確保する。
4マスクを着用していても、社会的距離を確保する。

「4マスクを着用していても、社会的距離を確保する」のは、マスクを適切に着用していない人がいるからです。鼻を出していたり、マスクを顎につけていたりする人がいます。また、マスクを着用しているにもかかわらず、会話する時にわざわざマスクを取り外す人もいます。このような状況ではマスクは効果を発揮できません。そのため、マスクを着用していても社会的距離を確保する必要があるのです。

それでは社会的距離は何ｍのことでしょうか？　世界保健機関（ＷＨＯ）とユニセフは「一ｍ以上」と言っています[5、6]。米国疾病管理予防センター（ＣＤＣ）は「二ｍ以上[3]」、厚生労働省は「できるだけ二メートル（最低一メートル[7]）」としています。社会的距離は「飛沫が途中で落下してしまう距離」のことです。過去には「飛沫の最大移動距離は一ｍ」とされていました。しかし、二〇〇三年の重症急性呼吸器症候群（ＳＡＲＳ）では二ｍの距離まで飛散したという事例がありました[8]。その影響を受けて、ＣＤＣは「二ｍ以上」と言っていますが、それは例外的な状況を心配しているからであり、一ｍの距離を確保していれば十分と考えてよいでしょう。そのため、社会的距離は「一ｍ以上」空ければよいと思います。

＊現在、「社会的距離」が頻用されていますが、人々の人間関係まで疎遠にしてはならないということで、「身体的距離（フィジカル・ディスタンシング）」が用いられることがあります[6]。「身体的距離」と「社会的距離」は同義語です。

⑩ 一般人の高性能マスク

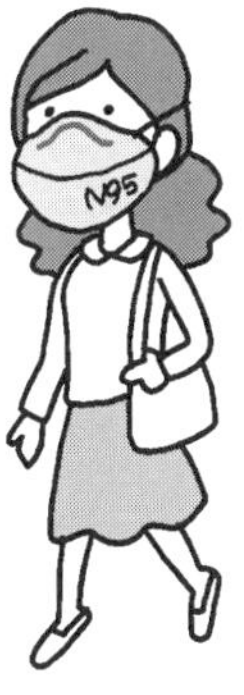

昼にデパートやスーパーマーケットに行くと、ほとんどの人がマスクを着用していま す。そして、深夜にコンビニに行くと、マスクを着用していない人の割合がグッと高く なります。昼と夜の違いの理由は定かではないのですが、客層が異なるからでしょう か？

いずれにしても、マスクは多くの人々が使用しており、色付きマスク、布マスク、紙マスクなど様々なマスクが使用されています。人によっては、ハンカチを加工したものや、Ｔシャツなどを加工したものを使用しています。このようなマスクは新型コロナウイルス対策として有用なのでしょうか？　病院で使用している医療用マスク（サージカルマスク）や高性能マスク（N95マスク）の方がいいのではないでしょうか？　新型コロナウイルスが流行してくると、少しでも感染する機会を減らしたいので、マスクも重装備のものを使用したくなってしまいます。

実は、街中で使用するマスクは布マスクでも、紙マスクでも、そして、ハンカチの加工マスクでも何でもよいのです。無症状の感染者や軽症の感染者が街中を歩いている時に周囲の人に向かって飛沫を飛散させないことが目的だからです。もし、マスクを忘れて、街中を歩いている時に、咳やくしゃみをするならば、ハンカチやティッシュを口に当てたり、それがなければ腕で鼻と口を押さえます。それでも有効なくらいなので、マスクには飛沫を飛び出させない効果さえあればよいのです。

時々、N95マスクを着用してバスや電車に乗っている人を見かけます。N95マスクは先が膨らんでいて、マスクをゴムで頭に固定するという特殊な形状をしているのですぐに見分けがつきます。このマスクを着用して街中を歩くと苦しくなると思います。むしろ危険かもしれません。以前、中国でN95マスクを着用して、一km走をした中学生が死亡した記事を見たことがあります。暑い日には熱中症となってしまうかもしれません。

サージカルマスクやN95マスクは病院で医療従事者が患者を診療する時に短時間用いるマスクです。診療中にマスクの表面にウイルスが付着するので、使用直後に廃棄します。サージカルマスクは細菌・微粒子バリア性と液体バリア性を持った三層構造となっており、医療従事者を飛沫曝露から守ります。N95マスクは空気中に浮いている病原体がマスクと顔の皮膚の隙間から侵入しないように密着するように作られています。病院でN95マスクを使用する場合、本当に顔面に密着しているかどうかをチェックします[1]。そのようなチェックに合格していないN95マスクは使用できません。しかし、一般の人々がN95マスクを着用していても、このようなチェックがなされていないことから、本当に効果があるかどうか分からないのです。

すでに述べたように、街中でマスクを着用するのは「自分の飛沫を周囲の人に飛散させない」ということが目的です[2]。そのため、幅広い種類のマスクが利用できます。一方、医療従事者は感染者の飛沫やエアロゾルを吸い込まないようにマスクを着用します。そのために、サージカルマスクやN95マスクを短時間着用するのです。一般の人々がサージカルマスクやN95マスクを使用する必要はありません。

一般の人々がマスクを使用する場合であっても、「二歳未満の子ども」「呼吸苦のある人」「意識のない人」「自力ではマスクを取り除くことができない人（障害のある人、超高齢者、体力が著しく低下している人など）」はマスクを着用しないようにします[2]。マスクを着用することが危険だからです。

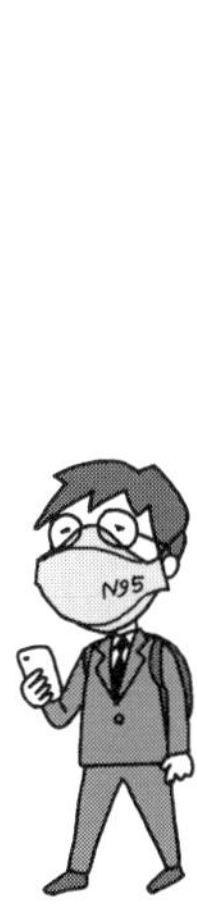

⑪ 手洗いとアルコール手指消毒

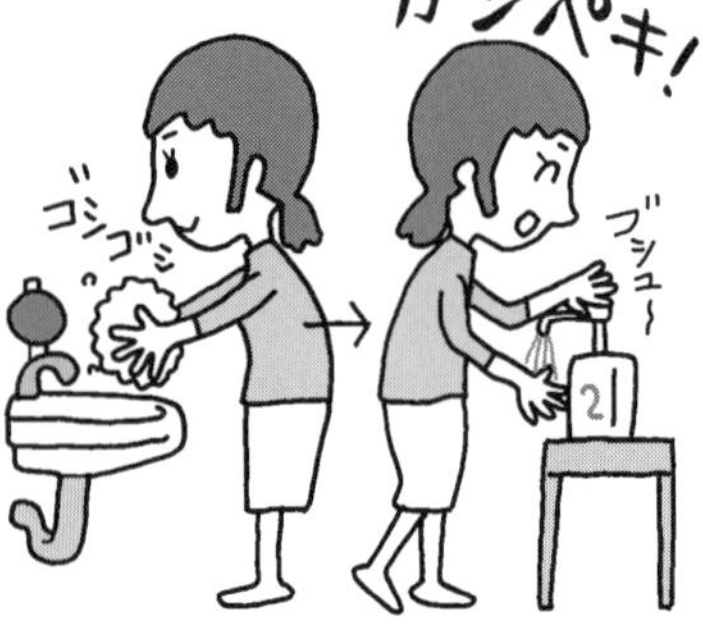

新型コロナウイルス対策では手指の清潔が重要です。そのため、「石けんと水道水による手洗い」をした後に、念のために「アルコール手指消毒」を追加する人がいます。このような手順は見かけ上、良い感染予防と思われるかもしれません。しかし、そうではないのです。両方を連続すると手荒れを引き起こすからです(1)。どちらか一方を選択するようにします。それでは、「石けんと水道水による手洗い」と「アルコール手指消毒」のどちらを選べばよいのでしょうか？　これらのどちらが、新型コロナウイルス対策として有用なのでしょうか？

その疑問に答える前に、どうして手指を清潔にすることが大切なのかについて解説しましょう。例えば、通勤の途中や買い物に出かけた時、手すりやドアノブなどに触れることがあります。このような手指が頻回に触れる環境表面には新型コロナウイルスに感染した人の手指も触れているかもしれません。すなわち、そこにはウイルスが付着している可能性があるのです。このようなところに触れた手指で自分の目、鼻、口の粘膜に触れてしまえば、ウイルスはそこから体内に侵入できるのです。そのために手指の清潔が必要なのです。もし、環境表面に触れるたびに「石けんと水道水による手洗い」をするならば、その度に手洗い場まで移動しなくてはなりません。しかし、携帯用アルコール手指消毒薬を持っていれば、その場で手指を清潔にできるのです。すなわち、「アルコール手指消毒」の方が実践的なのです。

しかし、アルコール手指消毒薬にも弱点があります。それは手指が肉眼的に汚れている時には効果が減弱するということです。例えば、手指に土が付着している時や、子どものオムツを交換する時に手指を汚してしまった時などです。このような時には石けんと水道水で手指を洗い流します。もちろん、その後にアルコール手指消毒をすることはしません。手荒れをするからです。

⑫ 濃度不明のアルコール手指消毒薬

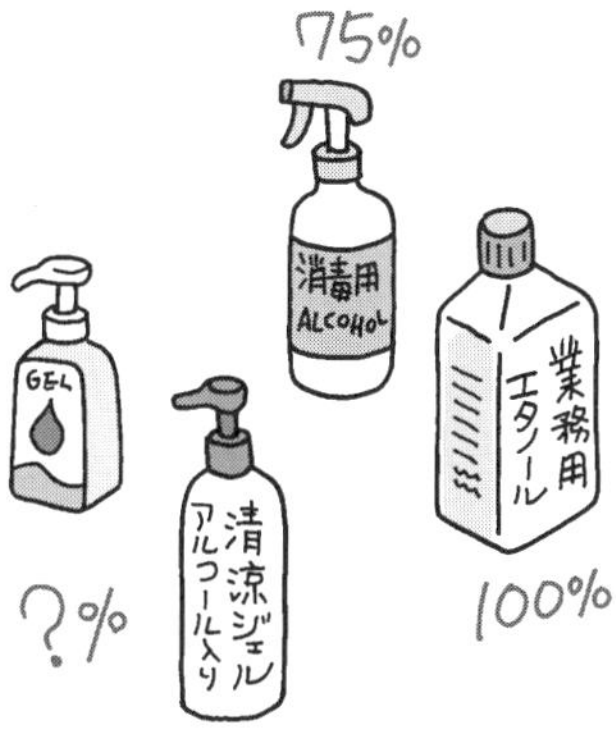

新型コロナウイルスの感染予防として、手指の清潔はとても大切です。そのためには、「石けんと水道水による手洗い」もしくは「アルコール手指消毒薬によるアルコール手指消毒」を行います。アルコール手指消毒薬を用いる場合、アルコール濃度がとても重要です。低い濃度もしくは余りにも高い濃度では殺菌効果が減弱してしまうからです。しかし、巷の店頭に並んでいるアルコール手指消毒薬の中には濃度が記載されていないものがあります。そのような製剤を使用してもよいのでしょうか？

アルコール手指消毒薬ではエタノールが主成分ですが、それはどのように効果を発揮するのでしょうか？　エタノールは病原体の蛋白質を変性することによって効果を示します。米国疾病管理予防センター（ＣＤＣ）は六〇～九五％のエタノールが最も効果的であり、これ以上の濃度では効き目が低下するとしています[1]。蛋白質は水のないところでは容易には変性しないからです。

厚生労働省はエタノール濃度として「原則七〇～八三％」としていました。しかし、新型コロナウイルス感染症の流行によってエタノール製剤が入手しにくくなったことと、CDCが六〇～九五％を推奨していることから、新型コロナウイルス感染症の流行期間中に限定して、七〇％以上のエタノールが入手困難な場合には、手指消毒用として、六〇％台のエタノールを使用しても差し支えないとしました(2)。

手指消毒薬として、エタノールの殺菌効果を期待するためには濃度が重要です。そのため、エタノール製剤を購入する時には、必ず濃度を確認しましょう。もし、濃度が記載されていなければ、メーカーに問い合わせるとよいでしょう。

スーパーマーケットの食品売り場などに行くと、カゴやカートが置いてあり、カートにカゴを乗せて買い物をすることがあります。この時、カートのグリップ部分は手指の高頻度接触面であることから、使用前に消毒したくなります。それでは、アルコール手指消毒薬を流用して、握りの部分を消毒してもよいのでしょうか？　すなわち、環境表面をアルコール手指消毒薬で消毒してもよいかということです。

小範囲の環境表面であれば、六〇〜九〇％のエタノールを消毒に使用しても構いません。しかし、エタノールはすぐに蒸発するので、広範囲の環境表面の消毒に使用することは困難です。(3) カートのグリップ部分であれば、それほどの広範囲ではないので、十分量のエタノールで消毒することは可能です。ただし、エタノールは長期間繰り返し使用すると、ゴムやプラスチックを変色させたり、ひび割れを引き起こす可能性があることは知っておいてください。

⑬ PCR陽性の意味

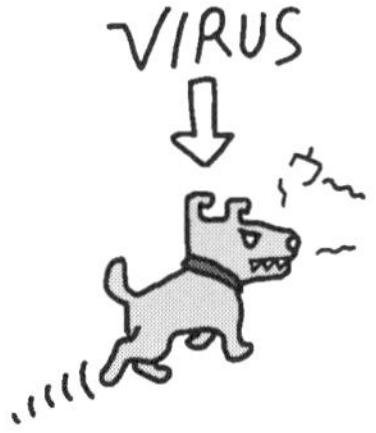

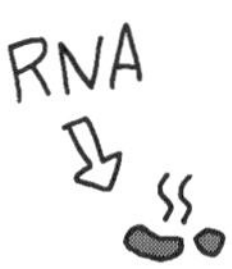

道端に犬の糞が落ちているとします。それは「そこに犬がいた！」という根拠にはなりますが、「今、そこに犬がいる！」という根拠にはなりません。もちろん、糞をしたばかりの犬がいる可能性はありますが、犬が立ち去っていれば糞が残り、犬はいないのです。

新型コロナウイルスのＰＣＲも同様です。鼻咽頭（鼻腔後方の突き当りの部分）に綿棒を挿入して検体をとるのですが、ＰＣＲ陽性というのは、鼻咽頭の粘膜にウイルスのＲＮＡ（リボ核酸：ウイルスの遺伝情報を運ぶ物質）が付着していることを示しているのであり、生きたウイルスが存在しているという根拠とはならないのです。世界保健機関（ＷＨＯ）は「症状が消失した患者でも数週間はＰＣＲ陽性になるでしょう。しかし、陽性であったとしても、患者に感染性はなく、他の人にウイルスを伝播することはありません」と言っています(1)。

現在の退院基準ではＰＣＲは不要であり、発症日から一〇日間経過し、かつ、症状軽快後七二時間経過すれば退院は可能となっています(2、3)。おそらく、退院時もしくは退院後しばらくはＰＣＲを実施すると陽性となるでしょう。しかし、感染性はありません。

新型コロナウイルス感染症にて入院していた患者が退院した時に、職場は「ＰＣＲが陰性となったことを示す診断書」を求めてはいけません。ＰＣＲが陰性となるまで、職場に戻さないというのは、「症状がなく、かつ周囲に感染させることのない人」を意味もなく、職場から排除することになるからです。

⑭ コロナ太り、コロナ骨折、コロナ転倒、そして…

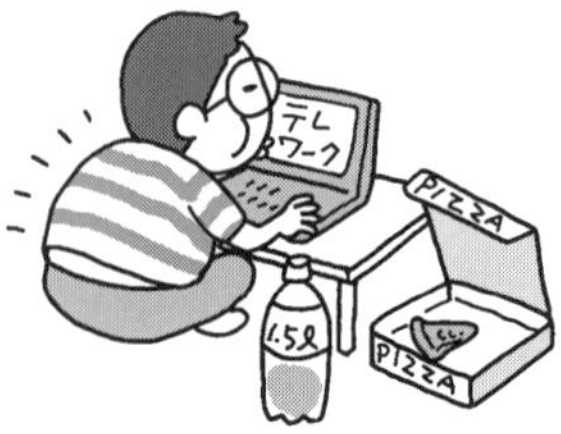

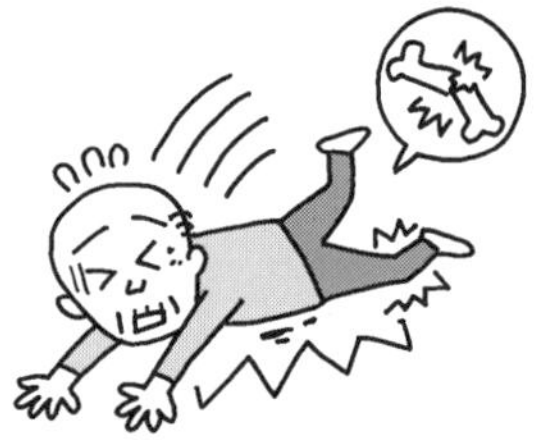

新型コロナウイルス対策として、外出の自粛が行われました。多くの人が自宅から出ないようにし、公共交通機関やレストランなどで感染しない努力をしていました。その結果、運動不足となり、体重が急激に増加し、いわゆる「コロナ太り」という状態となったのです。すなわち、生活習慣病の危険性が高くなったと言えます。実際、病院に定期受診して血液検査をしている患者の中には、コレステロールや血糖が急に増加してしまったという人が複数います。

しかし、心配すべきことは「コロナ太り」だけではありません。救急外来の状況をみていると、高齢者が転倒したり、骨折したりして受診することが多くなりました。「コロナ転倒」「コロナ骨折」というべきものかもしれません。筋肉は使わなければ萎縮します。骨もある程度の圧力を加えなければ弱くなります。高齢者はもともと転倒しやすく、骨折しやすいので、外出自粛によって自宅に閉じこもっている間に筋肉も骨も弱くなり、転倒や骨折をするのです。

新型コロナウイルスが再び流行した時は、「コロナ太り」「コロナ転倒」「コロナ骨折」対策を徹底しなければなりません。世界保健機関（ＷＨＯ）は次のように運動することを推奨しています(1)。

・一歳未満の乳児：一日に数回身体を動かす。
・五歳未満の小児：三〜四歳の小児では一日一時間は適度または活発に活動しながら、少なくとも一日一八〇分間は身体活動に費やす。
・五〜一七歳の小児と青年：すべての小児と青年は、少なくとも週に三日、中程度から激しい強度の身体活動（筋肉と骨を強化する活動を含む）を少なくとも一日六〇分間行う。
・一八歳以上の成人：週に合計で少なくとも一五〇分間の中程度の強度の身体活動を行う。または、少なくとも七五分間の激しい強度の身体活動（筋肉強化活動を含む）を週に二日間以上行う。
・運動能力の低い高齢者：バランスを高め、転倒を防ぐために、週に三日間以上の身体活動を行う。

それでは、新型コロナウイルスが再び流行した時には、発熱や咳があっても、このようにに運動したほうがよいのでしょうか？　それとも、安静にしたほうがよいのでしょうか？　その答えは「運動できると思ったら、運動しましょう。発熱や咳があるということで運動の自粛をしないようにしましょう」ということになります。むしろ、新型コロナウイルスに感染したと思ったら、下肢の運動を強化することをお勧めします。とても恐ろしい「肺血栓塞栓症」を予防するためです。

「肺血栓塞栓症」は別名「エコノミークラス症候群」とも言われています。飛行機の狭い座席に長時間座っていて、急に立ち上がった時などに発症します。長時間、同じ姿勢でいると足の静脈の血液の流れが悪くなり、血液の塊ができてしまいます。特に、脹脛（ふくらはぎ）で塊ができやすいのですが、それが次第に大きくなり、その一部がちぎれて静脈の中を流れて肺に到達し、肺動脈を塞いでしまいます。これを「肺血栓塞栓症」と言います。こうなると肺に血液が流れなくなり、呼吸ができなくなってしまいます。さらに、血圧が低下し、死に至ることもあるのです。特に、新型コロナウイルスに感染すると、血液が固まりやすくなるので、肺血栓塞栓症の危険性は高まると言えます。[2] そのため、発熱や咳があるということで新型コロナウイルス感染症を心配しているならば、安静にするのではなく、特に下肢の運動を強化しましょう。もちろん、呼吸困難がある時や、倦怠感が強いなどがあれば医療機関に迅速に受診する必要があります。

⑮ 救急外来への躊躇

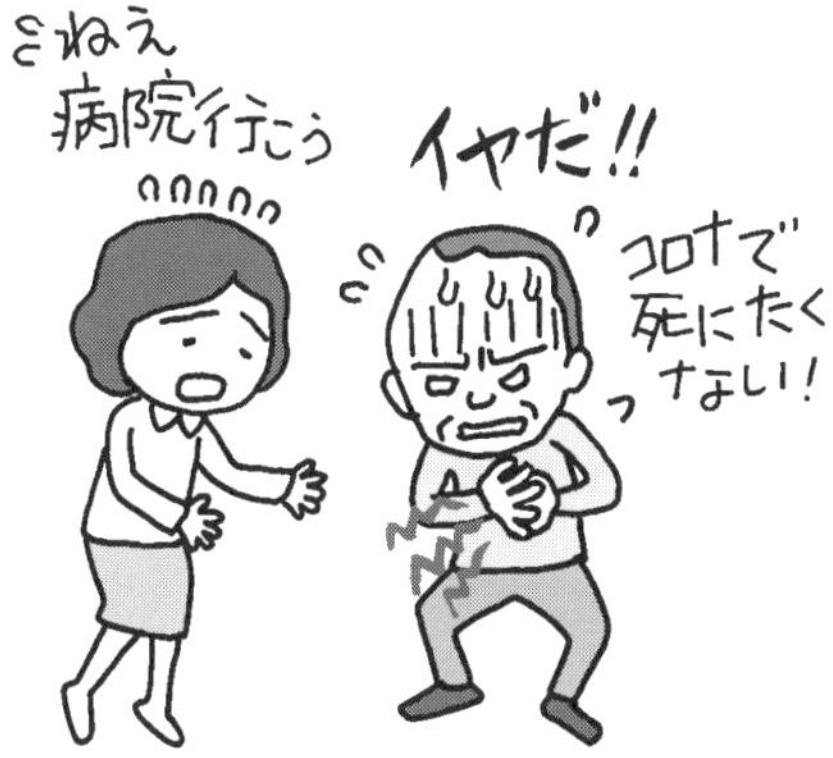
ねえ
病院行こう
イヤだ!!
コロナで
死にたく
ない!

新型コロナウイルスが再び流行した時、人々は病院に受診することを控えると思います。病院には新型コロナウイルス感染症の患者が受診しており、そこでウイルスに曝露することを心配するからです。また、行政も「不要不急の受診を差し控えましょう」と啓発することでしょう。しかし、これによって大きな問題が発生します。それは「生命を脅かす急性疾患」の患者であっても、受診を躊躇することです。

米国での調査によると、今回の新型コロナウイルスの流行により救急部門の受診者数は心筋梗塞で二三%、脳卒中で二〇%、高血糖緊急症で一〇%減少しました[1]。このような減少は決して、疾患が減少したことによるものではありません。救急治療が必要であるにもかかわらず、受診しなかったことによるものです。それによって、新型コロナウイルス感染症が直接の死因となっていない死亡者の数が増えたのです。

このような疾患は治療が遅れると、生命を失う危険性があります。救急治療は早く開始するほど、生存の可能性が高くなるので、救急外来に迅速に受診する必要があります。

そのためには「激しい胸痛がみられる」「手足の運動機能や言語機能が突然または部分的に喪失した」「精神状態が急に変化した」などの症状がみられる場合には、新型コロナウイルスの流行に関係なく、救急外来に受診しなければなりません。

新型コロナ感染対策の正解15

①レジのビニールカーテン：レジカウンターのビニールカーテンは客の飛沫で汚染されており、客から客へのウイルスの伝播経路となります。そのため、定期的な洗浄が必要です。

②手指温風乾燥機の使用禁止：濡れたままの手指はウイルスを吸いつけます。トイレの手洗い場などでは、手を乾燥させるために、ペーパータオルを設置するか、手指温風乾燥機を稼働させることが大切です。

③ビニール手袋のつけっぱなし：手袋をしたまま、長時間の業務をしたり、生活することはできません。外面が汚染した手袋は周囲の環境や人々にウイルスを付着させます。手洗いや手指消毒された手指のほうが格段に清潔です。

④窓を開けっぱなしでのエアコン：日常生活では室内の空気中のエアロゾルを過度に心配する必要はありません。窓を開けたままエアコンを使用する必要はありません。

⑤消毒薬の身体への吹き付け、噴霧：消毒薬は適切に使用しなければ危険です。消毒薬

の身体への吹き付けは有害です。また、環境への噴霧は効果が期待できません。

⑥自宅の消毒：ドアノブや手すりなどの「手指の高頻度接触面」は頻回に清掃します。この場合、家庭用洗剤を用いての清掃で十分です。

⑦洗濯と食器洗い：感染者が使用した寝具類、タオル、衣類は家族のものと一緒に洗濯機で洗います。食器も食器洗浄機を使用するか、水が飛び跳ねないように、洗浄剤を用いて静かに洗います。

⑧食品、宅配便の消毒：食品売り場などで購入した食品パッケージの表面を消毒する必要はありません。ただし、それを扱った後には手洗いをします。野菜・果物については水道水で洗うだけで十分です。

⑨ランニング時のマスク：屋外でランニングしたり、散歩する時にはマスクは必要ありません。満員電車やバスなど、社会的距離を確保できない人ごみに入らざるを得ないときにはマスクを着用します。

⑩一般人の高性能マスク：外出する時に着用するマスクは布マスクでも、紙マスクでも、ハンカチの加工マスクでも構いません。医療用マスクや高性能マスクである必要はあ

りません。

⑪手洗いとアルコール手指消毒：外出する時にはアルコール手指消毒薬を携帯するのが望ましいです。それで手指を頻回に清潔にします。

⑫濃度不明のアルコール手指消毒薬：アルコール手指消毒薬のエタノール濃度は六〇～九五％のものを使用します。購入する時には、必ず濃度を確認しましょう。

⑬ＰＣＲ陽性の意味：ＰＣＲ陽性というのは、「過去にウイルスが存在した」ということを示しているのであって、「現在、ウイルスが存在している」という根拠にはなりません。退院後の患者がＰＣＲ陽性であっても、ウイルスは存在しません。

⑭コロナ太り、コロナ骨折、コロナ転倒、そして…：外出自粛となっていても、適切な運動は必要です。特に、新型コロナウイルス感染者では肺血栓塞栓症を防ぐために、歩いたりして体を動かしましょう。

⑮救急外来への躊躇：「激しい胸痛がある」「手足が動かない」「うまく話しができない」「精神状態が急に変化した」などの症状があれば、外出自粛期間であっても、感染を恐れずに即座に救急外来に受診すべきです。

文　献

新型コロナ感染対策の間違い 15

〔①文献〕

（１）van Doremalen N et al：Aerosol and surface stability of SARS-CoV-2 as compared with SARS-CoV-1. N Engl J Med 382: 1564-1567, 2020

（２）WHO：Q&A on coronaviruses（COVID-19）.
https: //www. who. int/emergencies/diseases/novel-coronavirus-2019/question-and-answers-hub/q-a-detail/q-a-coronaviruses

（３）unicef：Physical not social distancing.
https://www.unicef.org/sudan/press-releases/physical-not-social-distancing

（４）厚生労働省：新型コロナウイルスを想定した「新しい生活様式」の実践例を公表しました.
https://www.mhlw.go.jp/stf/seisakunitsuite/bunya/0000121431_newlifestylc.html

〔②文献〕

（１）CDC：Guideline for hand hygiene in health-care settings, 2002.
https://www.cdc.gov/mmwr/PDF/rr/rr5116.pdf

（２）WHO：Coronavirus disease（COVID-19）advice for the public: Mythbusters.
https://www.who.int/emergencies/diseases/novel-coronavirus-2019/advice-for-public/myth-busters

〔④文献〕

（1）Bahl P et al：Airborne or droplet precautions for health workers treating COVID-19? J Infect Dis 2020. doi：10.1093/infdis/jiaa189

（2）Bourouiba L：Turbulent gas clouds and respiratory pathogen emissions：Potential implications for reducing transmission of COVID-19. JAMA 2020. doi：10.1001/jama.2020.4756

（3）Stadnytskyi V et al：The airborne lifetime of small speech droplets and their potential importance in SARS-CoV-2 transmission. Proc Natl Acad Sci U S A 117:11875-11877, 2020

（4）van Doremalen N et al：Aerosol and surface stability of SARS-CoV-2 as compared with SARS-CoV-1. N Engl J Med 382:1564-1567, 2020

（5）Lu J et al：COVID-19 outbreak associated with air conditioning in restaurant, Guangzhou, China, 2020. Emerg Infect Dis 26:1628-1631, 2020

（6）WHO：Infection prevention and control during health care when novel coronavirus（nCoV）infection is suspected. https://www.who.int/publications/i/item/10665-331495

（7）Ng K et al：COVID-19 and the risk to health care workers：A case report. Ann Intern Med 172:766-767, 2020

（8）Wong SCY et al：Risk of nosocomial transmission of coronavirus disease 2019：an experience in a general ward setting in Hong Kong. J Hosp Infect 105:119-127, 2020

〔⑤文献〕

（1）Gharpurer R et al：Knowledge and practices regarding safe household cleaning and disinfection for COVID-19 prevention — United States, May 2020.
https://www.cdc.gov/mmwr/volumes/69/wr/pdfs/mm6923e2-H.pdf
（2）厚生労働省：社会福祉施設等における感染拡大防止のための留意点について.
https://www.mhlw.go.jp/content/000605425.pdf
（3）経済産業省：厚生労働省・消費者庁と合同で、新型コロナウイルスの消毒・除菌方法について取りまとめました.
https://www.meti.go.jp/press/2020/06/20200626013/20200626013.html

〔⑥文献〕

（1）CDC：Guidelines for environmental infection control in health-care facilities, 2003
https://www.cdc.gov/infectioncontrol/pdf/guidelines/environmental-guidelines-P.pdf
（2）独立行政法人製品評価技術基盤機構：新型コロナウイルスに対する消毒方法の有効性評価について最終報告をとりまとめました。～物品への消毒に活用できます～.
https://www.nite.go.jp/information/osirase20200626.html

〔⑦文献〕

（1）CDC：2007 Guideline for isolation precautions: Preventing transmission of infectious agents in healthcare settings. https://www.cdc.gov/infectioncontrol/pdf/guidelines/isolation-guidelines-H.pdf

〔⑧文献〕

（1）WHO：Questions relating to food consumers. https://www.who.int/emergencies/diseases/novel-coronavirus-2019/question-and-answers-hub/q-a-detail/questions-relating-to-consumers
（2）van Doremalen N et al：Aerosol and surface stability of SARS-CoV-2 as compared with SARS-CoV-1. N Engl J Med 382: 1564-1567, 2020

〔⑨文献〕

（1）CDC：About Masks.
https://www.cdc.gov/coronavirus/2019-ncov/prevent-getting-sick/about-face-coverings.html
（2）CDC：Considerations for Wearing Masks.
https://www.cdc.gov/coronavirus/2019-ncov/prevent-getting-sick/cloth-face-cover-guidance.html
（3）CDC：Social Distancing.
https://www.cdc.gov/coronavirus/2019-ncov/prevent-getting-sick/social-distancing.html
（4）新型コロナウイルス感染症　診療の手引き　第2.2版.
https://www.mhlw.go.jp/content/000650160.pdf
（5）WHO：Q&A on coronaviruses（COVID-19）.
https://www.who.int/emergencies/diseases/novel-coronavirus-2019/question-and-answers-hub/q-a-detail/q-a-coronaviruses
（6）unicef：Physical not social distancing.
https://www.unicef.org/sudan/press-releases/physical-not-social-distancing
（7）厚生労働省：新型コロナウイルスを想定した「新しい生活様式」の実践例を公表しました.
https://www.mhlw.go.jp/stf/seisakunitsuite/bunya/0000121431_newlifestyle.html
（8）CDC：2007 Guideline for isolation precautions: Preventing transmission of infectious agents in healthcare settings.
https://www.cdc.gov/infectioncontrol/pdf/guidelines/isolation-guidelines-H.pdf

〔⑩文献〕

（１）CDC：Guidelines for preventing the transmission of *Mycobacterium tuberculosis* in health-care settings, 2005.
https://www.cdc.gov/mmwr/pdf/rr/rr5417.pdf
（２）CDC：Considerations for Wearing Masks.
https://www.cdc.gov/coronavirus/2019-ncov/prevent-getting-sick/cloth-face-cover-guidance.html

〔⑪文献〕

（１）WHO：WHO Guidelines on hand hygiene in health care, 2009.
http://whqlibdoc.who.int/publications/2009/9789241597906_eng.pdf

〔⑫文献〕

（１）CDC：Guideline for hand hygiene in health-care settings, 2002.
https://www.cdc.gov/mmwr/PDF/rr/rr5116.pdf
（２）厚生労働省：新型コロナウイルス感染症の発生に伴う高濃度エタノール製品の使用について（改定（その２））.
https://www.fdma.go.jp/laws/tutatsu/items/200423_kiho_jimu2.pdf
（３）CDC：Guidelines for environmental infection control in health-care facilities, 2003
https://www.cdc.gov/infectioncontrol/pdf/guidelines/environmental-guidelines-P.pdf

〔⑬文献〕

（１）WHO：Coronavirus disease （COVID-19） Situation Report - 152.
https://www.who.int/docs/default-source/coronaviruse/situation-reports/20200620-covid-19-sitrep-152.pdf?sfvrsn=83aff8ee_2
（２）厚生労働省：新型コロナウイルス感染症 診療の手引き 第2.2版.
https://www.mhlw.go.jp/content/000650160.pdf
（３）WHO：Criteria for releasing COVID-19 patients from isolation.
https://www.who.int/publications/i/item/criteria-for-releasing-covid-19-patients-from-isolation

〔⑭文献〕

（１）WHO：Be active during COVID-19.
https://www.who.int/emergencies/diseases/novel-coronavirus-2019/question-and-answers-hub/q-a-detail/be-active-during-covid-19
（２）Griffin DO et al：Pulmonary embolism and increased levels of D-dimer in patients with coronavirus disease.
https://wwwnc.cdc.gov/eid/article/26/8/20-1477_article

〔⑮文献〕

（１）Lange SJ et al：Potential indirect effects of the COVID-19 pandemic on use of emergency departments for acute life-threatening conditions - United States, January-May 2020.
https://www.cdc.gov/mmwr/volumes/69/wr/pdfs/mm6925e2-H.pdf

本書は感染対策のポータルサイト「感染対策Online　Van Medical」で二〇二〇年六月～七月に連載したものに加筆・修正を加え、新たに項目を追加し、まとめたものです。

著者略歴

矢野 邦夫

浜松医療センター　院長補佐 兼 感染症内科部長 兼 衛生管理室長

■ 略歴

1981年3月　名古屋大学医学部卒業
1981年4月　名古屋掖済会病院
1987年7月　名古屋第二赤十字病院
1988年7月　名古屋大学　第一内科
1989年12月　米国フレッドハッチンソン癌研究所
1993年4月　浜松医療センター
1996年7月　米国ワシントン州立大学感染症科　エイズ臨床短期留学
　　　　　　米国エイズトレーニングセンター臨床研修終了
1997年4月　浜松医療センター　感染症内科部長（現職）
1997年7月　同上　衛生管理室長（現職）
2008年7月　同上　副院長
2020年4月　同上　院長補佐（現職）

＊医学博士　＊浜松医科大学　臨床教授　＊三重県立看護大学　客員教授
＊インフェクションコントロールドクター　＊感染症専門医・指導医
＊抗菌化学療法指導医　＊日本エイズ学会認定医・指導医
＊血液専門医　＊日本輸血学会認定医　＊日本内科学会認定医
＊日本感染症学会・日本環境感染学会　評議員　＊日本医師会認定産業医

■ 著書

7日間できらりマスター　標準予防策・経路別予防策と耐性菌対策、救急医療の感染対策がわかる本、手術医療の感染対策がわかる本、知っておきたい　クロストリディオイデス・ディフィシル感染対策Point20、知って・やって・覚えて　医療現場の真菌対策、見える！わかる！！ 病原体はココにいます、知って防ぐ！耐性菌　ESBL産生菌・MRSA・MDRP、知って防ぐ！耐性菌2　MDRA・VRE・PRSP・CRE（以上、ヴァンメディカル刊）など多数

うっかりやりがちな

新型コロナ感染対策の間違い15

定価 990 円
（本体 900 円＋税 10%）

2020 年 9 月 1 日　初版発行
2021 年 4 月 1 日　第 3 刷発行

著　者　矢野邦夫
発行者　伊藤秀夫

発行所　株式会社 *ヴァン メディカル*
〒101-0051　東京都千代田区神田神保町 2-40-7 友輪ビル
TEL 03-5276-6521　FAX 03-5276-6525
振替　00190-2-170643

ISBN978-4-86092-139-2 C0047

印刷・製本　亜細亜印刷株式会社
乱丁・落丁の場合はおとりかえします。